REMARQUES

SUR

LES CAS DE RAGE

OBSERVÉS A LA CLINIQUE DE L'ÉCOLE VÉTÉRINAIRE DE LYON EN 1865

PAR F. SAINT-CYR

Lues à la Société impériale d'agriculture, d'histoire naturelle et arts utiles de Lyon, dans sa séance du 23 février 1866.

Le résumé statistique des cas de rage observés dans les hôpitaux de l'École vétérinaire, en 1864, publié l'année dernière dans le *Journal de médecine vétérinaire* de Lyon, accusait, à partir d'octobre, une progression croissante dans le nombre des chiens enragés reçus à notre clinique. Cette progression, qui, loin de diminuer, n'a fait que s'accroître pendant les deux premiers mois de 1865, était assurément de nature à inspirer de sérieuses inquiétudes; et, malheureusement, ces inquiétudes n'étaient que trop fondées : deux hommes ont, en effet, succombé à l'affreuse maladie dans les premiers mois de l'année dernière. Bien avant que ces deux cas malheureux fussent venus jeter l'effroi dans notre population, l'autorité administrative, avertie du danger, d'une part par M. le directeur de l'École vétérinaire, d'autre part par la Société impériale de médecine, gardienne vigilante de la santé publique, l'autorité administrative, dis-je, avait pris des me-

2

sures sévères contre les chiens errants, mesures qui ont eu tout le succès qu'on pouvait en attendre, ainsi qu'on le verra par le simple exposé des faits.

Pendant l'année 1865, cent cinquante-neuf chiens ont été admis dans les infirmeries de l'Ecole vétérinaire, soit qu'ils fus-sent déjà *en pleine rage*, soit simplement comme *suspects*; sur ce nombre, *quatre-vingt-sept* ont succombé à cette maladie.

Le tableau suivant montre à quel titre, — malades ou sus-pects, — ces *cent cinquante-neuf* chiens ont été reçus; com-bien, parmi les suspects, sont devenus enragés, et comment se répartissent ces animaux entre les douze mois de l'année :

MOIS.	ANIMAUX reçus en pleine RAGE	ANIMAUX admis comme SUSPECTS	RAGE développée pendant LA FOURRIÈRE	TOTAL des animaux REÇUS	TOTAL des cas de RAGE
Janvier	12	2	0	14	12
Février	14	4	1 [1]	18	15
Mars.	6	11	0	17	6
Avril.	14	20	2 [2]	34	15
Mai	12	14	1 [3]	26	13
Juin.	6	14	1 [4]	20	7
Juillet.	2	8	2 [5]	10	4
Août.	7	3	2 [6]	10	9
Septembre. . .	1	3	0	4	1
Octobre	3	1	0	4	3
Novembre . . .	0	0	0	0	0
Décembre . . .	1	1	1 [7]	2	2
Total	78	81	10	159	87

(1) Reçu en février.
(2) Reçu en avril.
(3) Reçu en avril.
(4) Reçu en mai.
(5) Reçus, l'un en mai, l'autre en juin.
(6) Reçus, l'un en juillet, l'autre en août.
(7) Reçu en août.

Vous remarquerez que, pendant les cinq premiers mois, les cas de rage ont été extrêmement fréquents ; qu'ils diminuent déjà notablement dans les trois mois suivants, pour devenir extrêmement rares dans les quatre derniers mois de l'année, parmi lesquels il en est un, novembre, qui n'en présente pas un seul. Nous aurons tout à l'heure à rechercher les causes de cette décroissance; pour le moment, je me borne à la signaler, et je poursuis l'examen des questions que la statistique peut nous aider à résoudre.

Parmi ces questions, celle de la *durée de l'incubation de la rage* est, sans contredit, l'une des plus importantes, non-seulement au point de vue de la pathologie générale des maladies virulentes, mais encore au point de vue pratique. On conçoit, en effet, combien il importe, lorsqu'on permet de quitter la fourrière à un chien qui a été mordu par un autre, enragé ou suspect, de pouvoir dire à son maître : « Maintenant, ni vous ni votre chien ne courez plus aucun danger. »

Or, à cet égard, voici ce que nous enseignent les observations recueillies en 1865.

Sur les quatre-vingt-sept chiens morts de la rage dans nos hôpitaux, il en est *cinquante-deux* pour lesquels nous n'avons pu obtenir aucun renseignement sur la durée de l'incubation; pour *neuf*, nous avons des données approximatives, mais non certaines; enfin, pour *vingt-six*, nous connaissons exactement la date de la morsure et celle de l'apparition des premiers symptômes.

Chez les *vingt-six* de cette dernière catégorie, la durée de l'incubation a été :

de 16 jours	1 fois.		*Report*	13 fois.	
18	1		36	1	
21	3		de 38 jours	1	
24	2		41	1	
30	1		50	2	
31	1		60	2	
32	2		62	1	
33	1		85	1	
35	1		90 à 100	2	
			105 à 115	2	
A reporter . . .	13		Total :	26	

Chez les *neuf* chiens pour lesquels nos renseignements sont moins certains, l'incubation paraît avoir été

d'environ 20 jours	2 fois.		*Report*	6 fois	
38	1		d'environ 62	1	
41	1		86	1	
46	1		90	1	
55	1				
A reporter . . .	6		Total :	9	

De ces chiffres, il résulte qu'on ne sait pas encore d'une manière certaine quelle peut être la plus longue durée de l'incubation de la rage ; qu'on sait bien positivement que cette redoutable maladie peut se déclarer *dans le courant du quatrième mois* après la morsure, mais qu'il n'est pas *certain* qu'elle ne puisse se déclarer même après ce temps écoulé ; que nul ne sait, nul ne peut dire au juste, après combien de temps un chien qui a été mordu par un chien enragé doit être considéré comme étant désormais à l'abri des atteintes de la rage, et cesse, par conséquent, d'être *menaçant* pour les personnes qui l'entourent.

C'est là une vérité peu consolante, sans doute, mais qu'il faut dire cependant, et répéter aussi souvent que l'occasion s'en présente, car il importe de la faire pénétrer dans les masses, en même temps que la conséquence pratique à laquelle elle conduit.

De cette incertitude, il résulte, en effet, que lorsqu'un chien a été mordu par un chien enragé ou même simplement suspect, le meilleur parti à prendre, le seul qui soit véritablement prudent et sage, c'est de le faire abattre sans pitié.

Je sais que ce parti paraîtra rigoureux ; je sais combien on peut s'attacher à cet animal si beau, si bon, si intelligent, si fidèle ; je comprends très-bien tout le prix qu'on peut mettre à la conservation de ce compagnon, de cet ami, devrais-je dire, le plus sûr, le plus dévoué des amis. Mais, en définitive, est-il possible de mettre en balance la vie d'un animal, si précieux soit-il, avec la vie des personnes au milieu desquelles il vit, et sur lesquelles sa conservation fait planer une menace de mort ?

A ceux qui seraient tentés de dire que j'exagère à plaisir le danger attaché à la conservation des animaux mordus par des chiens enragés, je répondrai par un exemple :

Le 29 août dernier, M. E..., riche propriétaire habitant une petite ville voisine, fit conduire à l'Ecole ses deux chiens courants, qui avaient été mordus le 20 du même mois par un chien enragé. — Ces animaux séjournèrent dans nos infirmeries jusqu'au 28 octobre, sans présenter la moindre altération dans leur santé. A cette date, la fourrière est jugée suffisante (69 jours se sont écoulés depuis la morsure), et les deux chiens sont rendus, parfaitement bien portants en apparence, à leur propriétaire. — Un mois se passe encore, et tout va pour le mieux ; les chiens sont vifs, alertes, caressants; ils boivent, mangent, chassent comme si rien n'était arrivé. — On ne songeait plus à la rage, quand, vers le milieu de décembre, — un mois et demi après leur sortie de l'Ecole, — *cent quinze jours* après la morsure, — l'un de ces chiens devient triste ; bientôt après, il quitte la maison de son maître et ne reparaît plus.

Pour quiconque connait un peu la manière dont la rage débute chez le chien, il n'est pas douteux que celui dont il s'agit ici ne doive être considéré comme une de ses victimes. Telle est mon opinion bien arrêtée, et j'ajoute que c'est aussi celle de M. Rey, qui a bien voulu me communiquer en grande partie les détails qui précèdent.

Ce chien n'a point fait de mal, dira-t-on, et, s'il est mort de la rage, personne n'a eu à souffrir à cause de lui ; il n'y a donc pas à regretter de l'avoir laissé vivre. — Il n'a fait de mal à personne, c'est vrai ; mais n'est-il pas également vrai qu'il aurait pu en faire ? que toutes les personnes de la maison se sont trouvées, à cause de lui, exposées à un danger d'autant plus redoutable peut-être qu'il était moins soupçonné ? Et faudra-t-il, avant d'ouvrir les yeux sur les périls attachés à la conservation d'un animal qui porte en lui le virus de la rage, attendre quelques-uns de ces malheurs terribles qui viennent de temps à autre porter le deuil dans les familles et l'épouvante dans le public ?

Je n'ai rien à ajouter, cette année, à ce que je disais l'année dernière sur la *durée* de la maladie une fois déclarée ; aussi me bornerai-je à dire que, pour 68 cas où il a été possible de la déterminer, cette durée a été

de 2 jours	1 fois	*Report*	54
3	6	de 7 jours	8 fois.
4	15	8	4
5	20	9	2
6	12		
A reporter . . .	54	Total :	68

J'arrive maintenant à l'*étiologie* de la rage. — Cette question est d'une extrême importance ; elle tient sous sa dépendance toute la prophylaxie, aussi bien en ce qui regarde l'homme qu'en ce qui concerne les animaux. Aussi, lui ai-je accordé, dans mes recherches, toute mon attention. Je suis loin de prétendre qu'elle soit, dès maintenant, susceptible d'une solution complète ; mais je crois que c'est en poursuivant avec persévérance les investigations dans le sens que nous avons adopté à l'Ecole de Lyon, qu'on arrivera un jour à la solution de ce difficile problème.

Partant de cette idée que la rage est une maladie qui peut naître spontanément chez le chien, on s'est demandé si le *sexe*, l'*âge*, la *race* n'avaient pas une certaine influence sur son développement. D'autres fois on a cherché les causes de, cette maladie dans les influences extérieures : dans les *saisons*, les conditions météorologiques, le *chaud*, le *froid*, le *sec*, l'*humide*. Voyons ce qu'il peut y avoir de vrai dans tout cela.

Quant au *sexe*, on serait presque tenté, au premier abord de lui attribuer une certaine influence ; car, sur les 87 cas de rage observés en 1865, les *chiennes* sont, comme les années précédentes, très-manifestement en minorité; nous n'en comptons que *quinze*, contre *soixante-douze chiens*. Mais ces chiffres mêmes démontrent qu'elles sont loin de jouir d'une immunité absolue, et, lorsqu'on y réfléchit, lorsqu'on sait combien le nombre des chiens l'emporte partout sur celui des chiennes, on se demande si ce chiffre 15 sur 87, soit 17,24 p. °/₀, ne représente pas à peu de chose près la proportion normale des chiennes, comparée au chiffre total de la population canine. Si cette induction était exacte, on arriverait donc à cette conclusion que, quoi qu'on en ait pu dire, les chiennes sont frappées à peu près aussi souvent que les mâles.

Ce qu'il y a de certain, c'est que le chien *hongre* peut très-bien contracter la rage. Nous en avons recueilli un exemple pendant l'année 1865. C'était un chien lou-lou, entré dans nos hôpitaux le 16 mai dernier. Son propriétaire *ne croit pas qu'il ait été mordu*. Pourquoi ne serait-ce pas là un cas de rage spontané, aussi bien que tant d'autres ? — Si on admet la *spontanéité* pour tous les cas où la preuve de l'inoculation fait défaut, nous ne voyons pas, en vérité, comment on pourrait se refuser à l'admettre pour celui-ci. Je reviendrai bientôt sur cette question de la spontanéité.

Je faisais remarquer l'année dernière que c'étaient les chiens les moins surveillés, les *roquets*, les *lous-lous*, ou ceux qui, par leurs *fonctions* vivent le plus en dehors des appartements, comme les chiens de chasse ou de garde, qui payent à la rage le plus large tribut. Nos observations sur les cas observés en 1865 confirment cette remarque, ainsi qu'on peut le voir par le tableau suivant :

Roquets.	7
Lous-lous	22
Chiens courants	4
Chiens d'arrêt	20
Màtins et Terre-Neuve. . . .	9
Dogues et bouledogues. . . .	6
King's Charles	8
Griffons	7
Levriers	2
Moutons.	2
Total.	87

Sans doute, la surabondance de certaines races en représentants peut expliquer en partie pourquoi elles fournissent un plus fort contingent à nos statistiques de la rage ; cependant, pour qui connait un peu la population *canine* de notre ville, il est bien difficile de ne pas admettre que les chiens de luxe, *king's-charles*, *petits griffons d'Amérique*, *levrettes*, n'égalent pas en nombre les *lous-lous*, et les roquets, d'une part, et les chiens de chasse, d'autre part. — Or, en réunissant les trois premières races, king's-charles, griffons, levrettes, pour en former une seule catégorie sous le titre de *chiens d'appartement*, on voit que cette catégorie nous a donné un total de 17 cas de rage, nombre inférieur de plus du *tiers* à celui fourni par les deux catégories de chiens de chasse qui est de 24, et de près de moitié à celui de 29, donné par les *roquets* et les *lous-lous* réunis.

Est-ce à dire que ceux-ci soient, en vertu de leur organisation, plus prédisposés à la maladie ? Encore une fois, je ne le crois pas ; mais, par cela seul qu'ils sont moins surveillés dans leurs *excursions* vagabondes, ils sont plus exposés à rencontrer des chiens enragés, et à être mordus par eux.

L'étude de l'*âge* des animaux qui ont succombé à la rage nous conduit encore à la même conclusion. — Ainsi que je le disais l'an passé, aucun âge ne met à l'abri de la maladie ; elle peut atteindre le chien encore à la mamelle, comme celui que la vieillesse a rendu caduc ; mais c'est bien évidemment dans la période moyenne de la vie qu'elle fait le plus de victimes. Ainsi, les 87 cas observés en 1865 se répartissent de cette manière :

Animaux âgés de moins de 6 mois				6
—	—	de 6 mois à 1 an		7
—	—	1 an	à 2 ans	12
—	—	2 ans	à 3	11
—	—	3	4	8
—	—	4	5	9
—	—	5	6	4
—	—	6	7	10
—	—	7	8	1
—	—	8	9	3
—	—	9	10	3
—	—	10	11	0
—	—	11	12	0
—	—	12	13	1
D'âge inconnu				12
			Total	87

Pourquoi, dans les deux périodes extrêmes de sa vie, le chien est-il moins *sujet* à la rage? C'est tout simplement qu'il est moins *exposé* à la cause qui la produit. C'est que, jusqu'à l'âge de cinq à six mois, sa faiblesse le protége; il quitte rarement la maison de son maître, et il échappe par là, sinon complétement du moins en grande partie, au danger d'être mordu. Puis, quand l'âge a éteint son ardeur, amorti sa pétulance et ce besoin de mouvement qui en est la suite, il se fait plus sédentaire; il reste volontiers le compagnon fidèle du foyer domestique, et se trouve ainsi moins souvent exposé aux morsures envenimées de sesemblables. Mais si, par hasard, il s'y trouve exposé, jeune ou vieux, le tableau précédent le prouve, les conséquences n'en sont pas pour lui moins funestes.

J'ai dit que le chien à la mamelle lui-même n'était pas absolument à l'abri de la rage. Nous en avons recueilli, en 1865, un exemple bien remarquable, le premier dont j'aie été témoin.

Le 7 janvier 1865, le sieur D..., cultivateur à A..., nous apporta à la clinique un petit chien *lou-lou*, âgé de moins de deux mois, sur le compte duquel il nous donna les renseignements suivants :

« Ce chien m'a été donné il y a douze à quinze jours; sa mère est morte il y a vingt jours; on dit qu'elle était enragée. Depuis deux jours, il paraît malade : il ne mange plus comme d'habitude; il est devenu méchant, et cherche à mordre; cette nuit, il n'a fait que crier; hier, il nous a mordu, ma femme et moi. »

Malgré ce qu'avait pour nous d'extraordinaire et d'insolite le développement de la rage chez un animal aussi jeune, le diagnostic ne pouvait être douteux. — Voix cassée caractéristique; tendance extrêmement prononcée à mordre; paraplégie progressive; mort au sixième jour de la maladie; présence dans l'estomac de débris de paille et de poils : tout se réunissait pour donner leur véritable signification aux commémoratifs, d'ailleurs très-précis, et déjà très-significatifs par eux-mêmes. — C'était, on peut le dire, un cas type de rage, développé après vingt à vingt-cinq jours d'incubation.

J'ai dit que ce malheureux petit chien avait mordu deux personnes, le mari et la femme : je suis heureux de pouvoir annoncer, d'après une lettre de M. le curé d'A..., que ces deux personnes, qui ont vécu pendant plusieurs mois dans de vives inquiétudes, jouissent aujourd'hui d'une bonne santé ; et, comme plus de treize mois sont maintenant écoulés depuis qu'elles ont été mordues, elles sont bien certainement à l'abri de tout danger.

On a cru pendant longtemps, et beaucoup de personnes admettent encore comme un fait incontestable, que les *grandes chaleurs*, la *sécheresse*, la *privation de boisson* étaient les causes essentielles de la rage. On en donnait pour preuve la fréquence plus grande, disait-on, de cette maladie pendant l'été, et surtout au mois d'août. M. Rey, le premier, a démontré par des chiffres l'erreur de cette vieille opinion encore trop accréditée ; il a même trouvé que, contrairement à ce qu'on admettait sans preuve, c'était pendant les mois les plus chauds de l'année que nos hôpitaux recevaient le moins de chiens enragés. Aussi, a-t-il quelque tendance à attribuer au froid et à l'humidité l'influence qu'il refuse très-positivement, et avec toute raison, à la sécheresse et à l'élévation de la température.

En démontrant l'inanité d'une vieille opinion trop bien accréditée, M. Rey a certainement bien mérité de la science ; mais il faut se garder de dépasser le but, et ce serait le dépasser, je crois, que d'attribuer une influence positive au *froid* et à l'*humidité* dans la production de la rage ; je crois et je n'hésite pas à dire que le *chaud*, le *froid*, le *sec*, l'*humide*, en un mot, les influences météorologiques quelles qu'elles soient, *sont absolument sans action, du moins sans action connue et jusqu'à présent saisissable, sur le développement de la rage ;* et ce qui me confirme dans cette opinion, c'est la manière fort irrégulière dont se distribuent les cas observés pendant plusieurs années consécutives, ainsi qu'on peut le voir par le tableau ci-après :

MOIS	1864	1865	MOIS	1864	1865
Janvier . .	1	12	Juillet. . .	2	4
Février . .	3	15	Août . . .	5	9
Mars. . . .	5	6	Septembre	5	1
Avril. . . .	5	15	Octobre. .	2	3
Mai	7	13	Novembre.	7	0
Juin. . . .	3	7	Décembre.	9	2

Il suffit de jeter les yeux sur ce tableau pour voir que les mois les plus chargés une année peuvent être ceux qui le sont le moins l'année suivante, et réciproquement. Tels sont, par exemple, janvier, février, novembre, décembre, pour 1864 et 1865.

Expliquera-t-on ces différences vraiment énormes par des différences correspondantes dans la constitution atmosphérique, et particulièrement dans les conditions hygrométriques du même mois dans deux années consécutives? Il me suffira, pour montrer combien cette explication serait peu fondée, de rappeler que deux mois qui sont d'habitude assez pluvieux sous notre latitude, avril et septembre, ont été, en 1865, l'un et l'autre remarquablement beaux, chauds et secs. Si donc la température et l'état hygrométrique de l'air avaient une influence quelconque sur le développement de la rage, ces deux mois devraient se ressembler beaucoup pour le nombre des cas observés. Or, *avril* nous a donné 15 *chiens enragés*; *septembre* ne nous en a offert qu'un seul!... Je laisse maintenant à chacun le soin de tirer la conséquence.

Pour moi, cette conséquence, si j'avais à la déduire, serait *qu'en dehors de la* CONTAGION, *nous ignorons complétement, absolument, les causes capables de faire naître la rage.*

Est-ce à dire que je nie d'une manière absolue le développement spontané de la rage chez le chien? Je ne veux pas aller tout à fait jusque-là; mais je dois avouer que, sur cette question, mes idées se sont singulièrement modifiées depuis quelques années; que plus j'étudie, et plus je me sens entraîné vers cette doctrine, soutenue par des médecins éminents, *qu'il n'est pour les maladies virulentes qu'un seul mode de propagation,* LA CONTAGION, *une seule cause, spécifique comme elles,* LE VIRUS; *que ces maladies, en un mot,* NE SONT JAMAIS SPONTANÉES.

Je dis que je me sens entraîné vers cette doctrine: je ne me dissimule pas cependant qu'elle est encore, à l'heure qu'il est, passible de très-sérieuses objections; et, pour en revenir à la rage, je n'oserais pas affirmer que cette cruelle maladie ne se développe jamais spontanément chez le chien. — Mais, ce que je n'hésite pas à dire, c'est que, dans l'immense majorité des cas, elle est bien certainement, chez lui aussi bien que chez tous les autres animaux, et chez l'homme lui-même, le résultat de l'inoculation par morsure du virus rabique; et que, s'il était possible d'anéantir du même jour et à la même heure tous les chiens qui recèlent ce virus à l'état patent ou latent, on aurait de grandes chances pour anéantir du même coup et à tout jamais la rage.

On m'objectera, sans doute, le grand nombre de propriétaires qui affirment que jamais leurs chiens n'ont été exposés aux morsures d'animaux enragés; on dira qu'en admettant que beaucoup se trompent, il est impossible qu'il n'y en ait pas, dans le nombre, au moins quelques-uns dont les affirmations méritent pleine confiance. C'est possible; mais, tout bien considéré, ce n'est là qu'une simple présomption, qui ne détruit en aucune façon la probabilité, pour le moins aussi grande de l'opinion contraire, surtout quand on considère combien il est facile qu'un chien soit mordu sans qu'on puisse le savoir. Comme preuve de ce que j'avance ici, voici un fait qui me paraît digne d'une sérieuse attention.

Le 5 février 1865, M. G..., conduit à notre clinique son chien, qui, depuis la veille, paraît plus triste que d'habitude, et mange avec moins d'appétit. Toute la nuit, il n'a fait que crier, et on a trouvé, ce matin, son lit dans un désordre extrême. Du reste, il est encore doux, obéissant et très-caressant; il ne cherche pas à mordre et n'a mordu personne.

Il ne nous fut pas difficile de reconnaître que ce chien était en pleine rage. — Comment avait-il pu la contracter? Où et quand avait-il pu être mordu? — A ces questions, le propriétaire répond que son chien ne sort jamais qu'avec lui; que, dans ce cas, il ne le quitte pas d'un pas; qu'il ne peut pas avoir été mordu.

J'insiste, cependant, et j'apprends que la domestique le sort chaque matin pour lui permettre de faire ses ordures; qu'à ce moment, il reste à peu près une demi-heure dehors; qu'il rentre ensuite et ne quitte plus l'appartement jusqu'à huit heures du soir; qu'alors, on lui donne sa liberté et qu'*il s'en va seul* trouver son maître au café, où il arrive régulièrement à huit heures et demie.

Voilà donc une demi-heure chaque soir où ce chien était complétement soustrait à toute surveillance, où il a pu, où il a dû se trouver en contact avec toutes sortes de chiens. Ceci se passait aux mois de décembre 1864 et janvier 1865, précisément à une époque où les chiens enragés foisonnent à Lyon. N'est-il pas plus que probable que le sujet de cette observation a rencontré quelqu'un de ces chiens contaminés, qu'il a été mordu sans que son maître ni personne en ait jamais rien su, et que c'est de cette manière qu'il a contracté la rage? Maintenant, si nous disions que l'histoire de ce chien est, à quelques variantes près, celle de tous les autres, pourrait-on nous accuser d'aller au-delà de ce que permet une induction légitime?

Un fait, un fait considérable, vient d'ailleurs à l'appui de l'opinion que je soutiens ici, et je ne puis moins faire que de m'y arrêter un peu.

J'ai déjà dit qu'à la fin de 1864 et au commencement de 1865, les cas de rage étaient devenus d'une fréquence extrême à Lyon; j'ai dit aussi que l'administration, frappée du danger que cet état de choses faisait courir à la population, avait pris des mesures énergiques pour parer à ce danger. — Chaque jour un sergent de ville venait s'enquérir à l'Ecole si nos hôpitaux n'avaient pas reçu quelque nouveau cas de rage. Si la réponse était affirmative, on prenait note du quartier d'où provenait le nouvel arrivant, et, la nuit suivante, le poison était répandu à profusion dans le quartier. En même temps, une guerre impitoyable était déclarée aux chiens errants. Etaient considérés comme chiens errants, tous chiens trouvés dans la rue sans muselière ou non tenus en laisse. Pour donner une idée de la vigueur avec laquelle ces mesures salutaires ont été appliquées, il suffira de dire que le nombre des chiens détruits par le poison ou ramassés sur la voie publique s'est élevé à Lyon, pendant l'année 1865, au chiffre de 2,747.

Maintenant veut-on savoir quel a été le résultat de ces sévérités administratives? Qu'on se reporte à notre premier tableau, et l'on verra que, pour les cinq premiers mois de l'année, le nombre total des cas de rage a été de 61, soit, par mois, de 12 environ en moyenne. Pour les trois mois suivants, juin, juillet, août, ce nombre n'a plus été que de 20, soit par mois 7 environ en moyenne. Enfin, pour les quatre derniers mois, de 6 seulement, c'est-à dire de 1 1/2 en moyenne.

Ces chiffres sont éloquents; ils le deviennent bien davantage encore si l'on réfléchit, 1° que les mesures dont j'ai parlé n'ont guère commencé à être mises en vigueur que dans le courant de mars; 2° que la rage a parfois une incubation très-longue, de telle sorte qu'il se peut très-bien que, parmi les animaux devenus enragés en mai et même en juin, quelques uns aient été mordus en février, et même en janvier, c'est-à-dire avant l'application rigoureuse des mesures prophylactiques. Je ne crois pas qu'il soit possible de faire une meilleure et plus complète apologie de la vigilance de l'administration, de donner une démonstration plus évidente de l'utilité des mesures adoptées par elle que celle qui ressort de ce simple exposé des faits.

En présence de ces faits, il n'y a qu'un vœu à émettre : c'est que l'administration persévère, sans se relâcher, dans la voie si sage, si évidemment salutaire, si efficacement protectrice dans laquelle elle est entrée. Malheureusement, il faut bien le dire, on a une grande tendance, en France, à oublier le danger, une fois qu'il est passé. L'énergie de la police avait presque purgé Lyon des chiens enragés qui infestaient nos murs : on a cru pouvoir se relâcher de la sévérité dont on avait fait preuve jusqu'ici ; partout reparaissent ces roquets, ces lous-lous effrontés, qui, affranchis de la contrainte odieuse de la laisse ou de la muselière, errent librement sur nos quais et dans nos rues, comme s'ils comptaient sur la tolérance indulgente de la police. N'est-il pas à craindre que cette tolérance ne ramène l'état de choses si fâcheux contre lequel nous nous élevions l'année dernière? Ce qui est dès aujourd'hui certain, c'est que le nombre des chiens enragés, qui était de 0 en novembre dernier, a été de 2 en décembre et de 3 en janvier 1866.

Cette progression n'a rien de bien effrayant, j'en conviens, ce n'en est pas moins une progression, et j'ai cru de mon devoir de la signaler.

(*Extrait des Annales de la Société impériale d'agriculture, d'histoire natturelle et des arts utiles de Lyon. — 1866.*)

LYON. — IMPRIMERIE PITRAT AÎNÉ, RUE GENTIL, 4.